DE

LA FIÈVRE TYPHOÏDE

ÉTUDE PHYSIOLOGIQUE

SA NATURE — SON TRAITEMENT

PAR

Le Docteur GUILLASSE,
Ancien médecin principal de la marine.

PARIS
V. ADRIEN DELAHAYE ET Cie, LIBRAIRES-EDITEURS
PLACE DE L'ÉCOLE-DE-MÉDECINE.

1878

DE

LA FIÈVRE TYPHOÏDE

ÉTUDE PHYSIOLOGIQUE

SA NATURE — SON TRAITEMENT

DE

LA FIÈVRE TYPHOÏDE

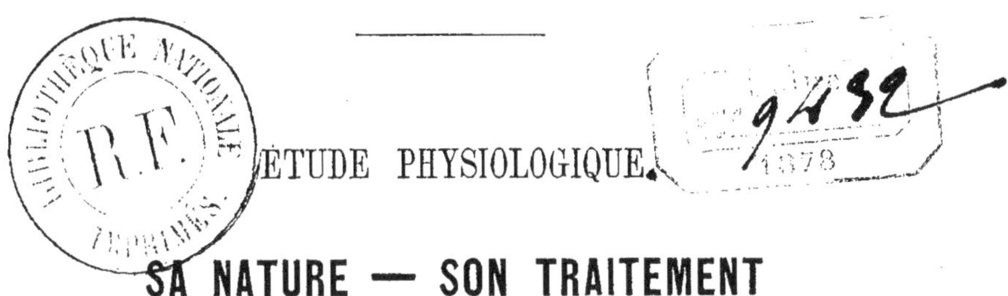

ÉTUDE PHYSIOLOGIQUE.

SA NATURE — SON TRAITEMENT

PAR

Le Docteur GUILLASSE,
Ancien médecin principal de la marine.

PARIS
V. ADRIEN DELAHAYE ET Cie, LIBRAIRES-EDITEURS
PLACE DE L'ÉCOLE-DE-MÉDECINE.

1878

DE

LA FIÈVRE TYPHOÏDE

ÉTUDE PHYSIOLOGIQUE

SA NATURE. — SON TRAITEMENT

INTRODUCTION.

Quand on considère la fièvre typhoïde et que de là on tourne ses regards vers la médecine en général, on est surpris du peu de progrès réalisés par la thérapeutique; et cependant ce ne sont ni les travaux ni les intelligences de premier ordre qui ont manqué. Cela étant, on est amené forcément à conclure que cette branche de la science doit présenter des difficultés bien grandes pour être demeurée aussi longtemps stationnaire; et, si l'on cherche les causes de cette stagnation, on arrive à les trouver dans l'absence de saines notions physiologiques.

En effet, que savons-nous réellement aujourd'hui en physiologie, malgré les travaux des hommes considérables qui se consacrent à l'étude de cette science? Voici ce que je lisais ces jours-ci dans un ouvrage remarquable sur les maladies des enfants, à l'article PHTHISIE (sueurs) : « Il est cependant « étonnant de voir que les phthisiques, même ceux « dont la peau est sèche et rugueuse, soient sujets « à des sueurs abondantes.......; bien que la cause « de ces phénomènes nous soit inconnue, il n'en « est pas moins vrai que ces sueurs abondantes « sont un symptôme important.......; il faut cher- « cher à les arrêter.......; enfin y a-t-il quelque « accident à craindre de la cessation de ce phéno- « mène, et la marche des tubercules en serait-elle « accélérée? Nous ne le croyons pas!...... »

Voilà pourtant où en est aujourd'hui l'état de nos connaisances en physiologie! c'est-à-dire que nous sommes dans l'ignorance complète sur la nature et l'importance des phénomènes morbides. Hélas! nous ne savons encore rien des rapports et des lois qui régissent les fonctions du poumon et de la peau, et nous ne soupçonnons même pas la solidarité qui existe entre la peau, le poumon, le foie, les reins, etc. Enfin, nous ne nous doutons pas de l'importance qui s'attache à l'accomplissement des divers phénomènes qui se manifestent dans les maladies.

Tout cela, cependant, ne semble-t-il pas tenir en

grande partie à la manière dont nous avons jusqu'ici étudié la symptomatologie? Voilà encore, il est vrai, « une proposition qui ne sera pas faite « pour faciliter l'admission de nos idées sur la fièvre « typhoïde. Mais qu'importe si elles ne sont pas « goûtées aujourd'hui, elles peuvent attendre avec « confiance, avec la persuasion qu'une bonne place « leur sera faite un jour. » Quand on a raison, dit un illustre écrivain, il faut se garder de trop discuter, il faut laisser la vérité s'établir d'elle-même, et, pour cela, lui en laisser le temps.....

Jusqu'ici donc, nous trouvons que nous sommes restés à côté de la question en ce qui concerne l'étude des symptômes; jusqu'ici, disons-nous, on s'est attaché presque exclusivement à la description des symptômes; or, il faut le reconnaître, cette description, dans la majorité des cas, est faite avec une exactitude qui ne laisse rien à désirer à l'esprit le plus exigeant. Mais rien ne se produisant dans l'organisme sans une raison déterminée et le moindre acte ayant sa signification, n'était-il pas important de s'inquiéter aussi du phénomène sous le rapport de sa valeur et de sa signification réelle? De plus, tous les actes de l'organisme suivant les lois immuables qui leur ont été dictées, lois qui ne sont en définitive que celles qui régissent la physiologie, et le bilan de nos connaissances physiologiques n'étant pas encore assez considérable pour expliquer les divers phénomènes de l'organisme, il s'ensuit que très-souvent nous ne réussissons pas à les comprendre et que leur importance nous échappe. En d'autres termes, nous pensons que notre ignorance de la physiologie est, en fin de compte, la cause du peu de progrès que nous avons faits jusqu'ici dans l'art de guérir, sans parler de la méthode apportée à l'étude des symptômes, qui peut aussi être considérée comme l'une des causes principales des retards de la science thérapeutique.

On a donc eu tort, selon nous, de se borner à la description du symptôme ; son étude soulève des questions bien autrement intéressantes. Et d'abord, que signifie-t-il ? Quel but la nature s'est-elle proposé en le provoquant ? Quelle est son importance ? Quels rapports peut-il avoir avec les autres manifestations dont l'ensemble constitue la maladie qu'il s'agit d'étudier ?

Ainsi, pour en revenir au phénomène des sueurs chez les phthisiques, dont nous parlions tout à l'heure, nous verrions qu'en le provoquant la nature voulait suppléer aux fonctions pulmonaires qui ne pouvaient plus s'accomplir, chez le malade, avec toute l'étendue désirable, qu'elle faisait un appel à la peau qui, par le développement momentané des fonctions d'hématose et d'exhalation des produits carbonés, devait suppléer à l'action du poumon entravée par son état pathologique. Quant à l'importance de ce phénomène, ne se révèle-t-il pas suffisamment par l'embarras de l'organe respiratoire, dont la marche progressive finira par mettre un terme à la vie ?

Supprimer les sueurs chez les phthisiques ! Quelle erreur monstrueuse ! Et dire qu'on la partage encore de nos jours ! Mais que deviendront les produits à éliminer ? Ne craignez-vous pas d'aggraver l'état des poumons? Hélas, nous aussi nous avons essayé d'arrêter, de diminuer les sueurs des phthisiques, sous prétexte qu'elles étaient une cause d'affaiblissement considérable pour les malades. Mais quel désappointement au bout de quelques jours, de quelques heures ! La toux s'aggravait, les crachats, la suppuration augmentaient dans des proportions menaçantes, et nous n'avons par tardé à comprendre qu'il fallait respecter les efforts faits, dans ces moments par la nature, dans l'intérêt de sa propre conservation.

De semblables errements résultent de l'étude insuffisante du phénomène morbide et cette insuffisance s'explique par l'ignorance où nous sommes encore des lois physiologiques qui président à tous les actes de l'organisme, parmi lesquels la solidarité, qui existe entre les divers organes excrétoires : peau, foie, rein, etc., constitue l'un des plus graves et des plus importants.

NATURE DE LA FIÈVRE TYPHOÏDE

> Des idées, pas de phrases. Pas de spéculations, pas de chiffres complaisants; mais l'analyse et l'induction.
>
> (L'auteur.)

> La science nous impose le devoir de déclarer, en inférant selon les lois immuables de l'induction, qu'une loi universelle constituée par une partie des phénomènes organiques s'applique à tous les phénomènes physiologiques.
>
> (BUCHNER, *Force et matière*, p. 316.)

En présence d'une affection qui étend tous les jours son lugubre domaine et qui est encore si peu connue dans sa nature et dans son traitement, le médecin ne saurait rester indifférent; et si tout d'abord, soumis aux préceptes de l'école, il en suit docilement les errements, il ne peut manquer, quand l'heure est venue, de faire l'inventaire de ses connaissances réelles, de s'interroger sur son aptitude à guérir avant de se permettre d'être le dispensateur de la vie de ses semblables.

Comment, en ce qui concerne la fièvre typhoïde, rester indifférent en face d'une affection que l'on interprète à la lumière d'une physiolologie si incroyable, que soutiennent, que défendent même les théories les plus impossibles!

Après la période de foi, arrive celle d'examen, et un jour vient où l'on se demande : mais si le monde médical, si les maîtres s'étaient trompés ! Terrible moment et idées de nature, assurément, à ébranler des esprits bien plus solides que le nôtre ! Le doute, une fois éveillé, appelle les recherches, celles-ci les études ; les études, la discussion, et la discussion conduit à des conclusions incompatibles avec les prémisses.

Eh quoi ! se dit-on, un jour, au lit du malade : quelques lésions, quelques ulcérations intestinales seraient réellement la cause de ce redoutable ensemble de symptômes qui constitue la fièvre typhoïde ! Mais quel rapport y a-t-il donc entre ces lésions et l'état général du sujet ? Est-il possible de rattacher à quelques malheureuses altérations de l'intestin : la stupeur du système nerveux, cette disposition effrayante aux hémorrhagies, ces manifestations ataxo-adynamiques qui dominent la scène pathologique ? Comment pouvez-vous établir une relation entre une cause si légère et la violence des phénomènes morbides.

En vérité, ce défaut de logique confond la raison et l'on se prend malgré soi à douter du jugement des hommes, illustres d'ailleurs à tant de titres, qui se sont engoués de ces idées et qui les ont patronnées de leur grand nom.

Une fois sur cette pente, nous arrivions forcément à cette conclusion, qu'il était fort possible que nous eussions été nourris d'erreurs capitales et dangereuses. Mais alors que faire? Suivre les anciens errements n'était plus possible, et nous nous trouvions dans la nécessité de recommencer cette étude par nous-même, et, abandonnant pour un temps des idées surannées, nous dûmes reprendre *ab ovo* la question qu'entouraient tant d'incertitude et tant de difficultés.

Les symptômes constituant une maladie et étant tout à la fois l'expression des états de l'organisme et une source d'indications physiologiques, nous nous attachâmes à leur étude, et aidé de l'analyse et de l'induction, nous devions finir par arriver à soupçonner, à découvrir peut-être la véritable nature de la fièvre typhoïde.

De tous les symptômes analysés, le plus saillant, celui qui nous paraît dominer la scène, c'est la stupeur qui, reconnaissant pour siége les centres nerveux, s'imposait à notre esprit comme l'origine et le point de départ des autres phénomènes qui se groupent autour de lui pour constituer la fièvre typhoïde. Mais cette manière de voir entraînait la conséquence suivante, à savoir : que si la stupeur du cerveau était la cause des phénomènes si graves qui constituent la maladie en question, c'était à ce symptôme et non à aucun autre, qu'il fallait s'adresser pour triompher du mal. Or, le résultat vint dépasser mon attente et j'eus la satisfaction inespérée de voir, sous l'influence de la médication fondée sur cette idée, le cortége symptomatologique se dissiper, les fonctions reprendre leur cours naturel et la maladie s'enrayer et guérir.

Je ne saurais déguiser ici la surprise et la joie que me donnèrent ces heureux résultats. C'était à n'y pas croire et à faire douter de la rigueur des raisonnements qui m'avaient conduit à la médication, à laquelle j'eus recours. D'autre part, c'est cette surprise qui explique cette longue hésitation que j'ai mise à formuler mes idées sur la fièvre typhoïde, et il n'a fallu rien moins que les récents ouvrages publiés sur ce sujet et les moyens thérapeutiques préconisés dans ces derniers temps pour me décider à faire connaître ma manière de voir sur cette maladie.

Privé, dans mon étude, de moyens d'investigation suffisants, j'ai dû recourir au procédé le plus naturel, à celui que tout individu, doué d'un cerveau pensant, peut employer comme moi : à l'analyse et à l'induction, en laissant ainsi de côté tous les moyens qui pourraient permettre de hasarder une assertion quelconque dépourvue de contrôle. N'ayant pas assez d'autorité pour affirmer, j'ai dû soumettre mes résultats à un examen rigoureux et en permettre la discussion à tout le monde ; mon unique but est de faire partager le bénéfice de mes observations si elles sont exactes, ou les laisser dans l'obscurité si elles sont erronées. Je me range complètement à l'avis d'un illustre écrivain qui a dit, dans une phrase citée plus haut : « Qu'il faut se garder de « trop discuter pour avoir raison ; qu'il faut laisser

« la vérité s'établir comme d'elle-même, et, pour « cela, lui en laisser le temps. » Cela signifie que je ne dois pas avoir raison demain. Je suis trop vieux pour afficher quelque prétention. Je ne suis guidé, dans la tentative que je fais aujourd'hui, que par l'amour de la vérité, à laquelle je crois avoir touché.

Après cette digression, je reprends et je dis : la fièvre typhoïde m'a paru résulter d'un état particulier du cerveau, qui, une fois dissipé, permet à la maladie de marcher vers la guérison. J'ajoute que je n'aurai pas à faire ici le procès aux théories et aux opinions diverses qui ont été émises sur la fièvre typhoïde. Ces opinions restent pour ce qu'elles valent. Nos idées, pour avoir raison, ne doivent pas avoir besoin de faire ressortir la fausseté de certaines doctrines ; il faut qu'elles puisent leur force en elles-mêmes et qu'elles ne soient rien que par elles-mêmes. Leur valeur est en elles-mêmes et non ailleurs.

DESCRIPTION DE LA MALADIE.

Le malade atteint de fièvre typhoïde présente un aspect qu'on ne rencontre dans aucune autre affection ; aussi, pour peu que le médecin ait quelque habitude clinique et qu'il observe avec quelque attention, il ne saurait se tromper, tant les symptômes locaux et généraux sont caractéristiques, pathognomoniques.

La stupeur de la face, le relâchement des muscles, la prostration générale des forces, avec une certaine injection des tissus, constituent le fond de l'aspect des sujets, qui sont, en général, couchés sur le dos, les yeux fermés; quand ils les ouvrent, leur regard est incertain, mal assuré. Les muqueuses buccale, nasale, oculaire, sont très-injectées et prêtes à donner du sang au moindre attouchement; cette tendance hémorrhagique se remarque surtout aux gencives, dont les bords présentent une tuméfaction bleuâtre. Les lèvres sont sèches, rouges, souvent fendillées, noires; caractères qu'offrira aussi la langue au bout de quelques jours. Au début, cet organe est humide, happe au toucher; mais peut quelquefois être, dès le principe, sec, noirâtre, surtout à la pointe. Les dents participent à l'état de la langue et des gencives.

Les épistaxis, rares au commencement de la maladie, deviennent plus fréquentes et plus sérieuses vers le milieu ou à la fin du deuxième septénaire.

Quelques sudamina apparaissent sur les parties latérales du cou, dans les creux susclaviculaires.

Le malade se plaint de céphalalgie, de douleur lombaire; sa démarche est incertaine, vacillante comme dans l'ivresse. Le sommeil est loquace, agité. On observe quelques pétéchies sur la paroi abdominale; la peau est brûlante, sèche, furfuracée; le pouls est plein et fréquent, mais il présente déjà cette dépressibilité qui le caractérise dans la fièvre typhoïde. Il y a du gargouillement dans la fosse iliaque droite.

Tels sont les symptômes qui appartiennent au premier septénaire, et qui vont en s'aggravant en atteignant le deuxième septénaire et surtout la fin de celui-ci.

On conçoit cependant que, suivant les constitutions ou des prédispositions individuelles, certains symptômes présentant plus d'intensité que les autres, on puisse se trouver en face de cas d'une extrême gravité.

Que l'ataxie, par exemple, domine, vous aurez la fièvre avec délire, carphologie, cris, etc., la maladie se rapprochera alors du typhus; que ce soit l'anémie, vous aurez à combattre les hémorrhagies les plus obstinées, les plus graves : urines et selles involontaires, etc.; que le sujet soit fort et vigoureux, il y aura à redouter les obstructions, les congestions des organes parenchymateux; que le malade présente une certaine susceptibilité du ventre, le météorisme, une inflammation de l'intestin deviendront imminents.

Si l'on ajoute à ce tableau déjà si sombre, les complications diverses qui peuvent éclater tout à coup sans que rien les fasse prévoir, on conçoit qu'à défaut d'un traitement efficace les accidents les plus graves, et même la mort, sont à redouter.

DÉFINITION.

D'après notre manière de voir, ces troubles, ces désordres fonctionnels reconnaîtraient pour cause essentielle un état spasmodique des organes survenu sous l'influence d'une modification particulière (éréthisme) du cerveau succédant à un certain état congestif de l'organe; et, l'on pourrait considérer la fièvre typhoïde comme un ensemble morbide résultant des troubles survenus dans la marche régulière des fonctions organiques.

THÉORIE OU MÉCANISME DES SYMPTÔMES TYPHOÏDES.

En dehors d'une épidémie, la fièvre typhoïde ne s'attaque guère aux sujets affaiblis ou épuisés par une maladie antérieure ou une cause quelconque; ce qu'elle réclame, en général, ce sont des organismes richement doués au point de vue des qualités du système sanguin ; lorsqu'elle les rencontre, on peut être sûr qu'elle s'y établira comme chez elle. — Comment, en effet, pourrait-elle s'attaquer à un sujet chloro-anémique? Comment pourrait-elle y provoquer les symptômes qui la constituent, alors que ceux-ci, comme nous le démontrerons plus loin, tirent leurs principaux caractères de l'état du système sanguin : congestions viscérales, hémorrhagies, etc., etc.?

Etant donc donné un sujet de tempérament sanguin, supposons qu'il soit exposé à l'influence d'une cause dépressive: chagrins, air confiné, atmosphère carbonée, et vous verrez immédiatement se développer les symptômes de la fièvre typhoïde.

L'action nocive s'exerce d'abord sur le cerveau, soit directement, soit par l'intermédiaire de la circulation. Le centre nerveux commence par éprouver un effet hyposthénisant qui en déprime l'activité, puis son énergie diminue proportionnellement à la persistance de la cause morbide, jusqu'à ce qu'il survienne un embarras de la circulation intra-cérébrale, avec éréthisme consécutif. Il nous eût été difficile d'exprimer d'une manière aussi claire ce mode de production de l'éréthisme du cerveau, sans le secours de l'autorité de M. Trousseau qui affirme précisément que l'éréthisme du cerveau procède toujours d'un certain état congestif de cet organe. Or, cet état d'éréthisme du système nerveux de la vie animale va retentir infailliblement sur le système nerveux de la vie organique, qu'il tient sous sa dépendance, pour aller, par cette voie indirecte, jeter le trouble dans les organes et bouleverser toutes les fonctions qui leur sont dévolues.

Et, disons-le tout de suite, c'est une altération secondaire du système nerveux de la vie organique qui produira tous les symptômes les plus graves de la fièvre typhoïde.

Parmi les fonctions qui, les premières, auront

plus particulièrement à souffrir de l'état spasmodique dont vont se trouver frappés les divers organes, citons celles qui appartiennent au poumon, et notamment l'hématose et l'exhalation pulmonaires. Dans ces conditions, en effet, que révèlent la gêne de la respiration et la plénitude du système veineux, le poumon, qui, en proie à un resserrement spasmodique, va s'engorgeant à chaque instant davantage, ne peut plus suffire qu'imparfaitement à l'oxygénation du sang et laisse ainsi s'accumuler dans l'économie des proportions plus ou moins considérables de sang veineux. Celui-ci, transporté en partie par la circulation vers les organes (cerveau, poumon, foie, peau), va engorger les tissus et jeter le désordre dans toutes les fonctions.

Ces altérations se traduiront, d'un côté, par la céphalalgie, les tournoiements de tête, l'incertitude des mouvements, la prostration des forces, la stupeur ; du côté du poumon, par des stases sanguines, l'engorgement des capillaires, qui simuleront un moment la pneumonie par leurs troubles consécutifs et qui pourront aller jusqu'aux hémorrhagies et à l'hépatisation de l'organe.

Du côté du foie, il se produira un afflux de liquide d'autant plus considérable que les éléments carbonés s'accumuleront davantage par suite du défaut d'exhalation du poumon (et de la peau) ; et, dans ces circonstances, l'organe ne sécrétera plus que des produits altérés, c'est-à-dire une bile âcre, brûlante, qui pourra déterminer l'irritation, l'inflammation et la perforation des parties de l'intestin avec lesquelles elle se trouvera pendant un certain temps en contact, comme, par exemple, au voisinage de la valvule iléo-cæcale, où elle séjournera par le fait de l'inertie de l'intestin, et où elle rencontrera dans la valvule un obstacle à son passage.

Du côté de la peau et des muqueuses, on observera l'injection, la turgescence des capillaires et cette disposition si grave aux hémorrhagies : épistaxis, pétéchies, hémorrhoïdes, etc.

Du côté du cerveau, ce sera la stupeur d'où procèdent l'hébétude de la face, la prostration générale des forces, etc.

Telles sont les conséquences qui résultent de l'altération des fonctions du poumon que si, par la pensée, on suit le développement de ces divers phénomènes, on arrivera au degré le plus élevé de la maladie ; celle-ci ne sera plus alors la fièvre typhoïde proprement dite, mais un ensemble de complications que la médication la plus habile et la plus énergique ne saurait conjurer. C'est dans ces conditions que les complications prennent un développement considérable pour amener enfin une terminaison fatale.

ÉTUDE DES SYMPTOMES.

Nous avons dit, en commençant, que l'une des causes principales du peu de progrès faits dans l'art de guérir était la manière défectueuse avec laquelle on avait jusqu'ici étudié la symptomatologie ; nous avons ajouté que c'était par une tout autre méthode (l'analyse) que nous étions arrivé à nos conclusions. Il est temps de montrer comment nous avons procédé. Analysons donc sérieusement les phénomènes que présentent les divers organes dans la fièvre typhoïde et voyons si nous n'arriverons pas ainsi à quelques résultats importants. Nous commencerons par l'étude de l'état du cerveau et du rôle qu'il joue dans cette affection.

DU RÔLE DE L'ÉTAT DU CERVEAU DANS LA FIÈVRE TYPHOÏDE.

D'après ma manière d'interpréter la fièvre typhoïde, le cerveau jouant un très-grand rôle et l'action que je lui attribue dans l'expression des divers phénomènes étant considérable, je ne saurais me dispenser d'exposer ici le mode d'intervention qu'il a, selon moi, dans cette maladie.

Je ne m'écarterai pas de l'opinion admise par tout le monde en disant que, de tous les organes, le cerveau est le plus important de l'économie ; qu'il est le centre où viennent aboutir toutes les sensations, comme aussi c'est de lui que partent toutes les manifestations des sensations perçues, qui se traduisent par les modifications qui surviennent dans les diverses fonctions de l'organisme, fonctions animales ou végétatives.

Ajoutons que, malgré la distinction établie entre le système nerveux de la vie animale et celui de la vie organique, il existe entre eux une solidarité intime et que, par conséquent, tout acte, tout état de celui-ci retentira nécessairement sur celui-là. Admettons, par exemple, que par le fait de certaines circonstances, le cerveau entre en état d'éréthisme, cet état aura immédiatement son contre-coup sur le système nerveux de la vie organique. Or, cette influence se manifestera nécessairement par l'altération des fonctions auxquelles préside ce système. Mais si, comme nous l'avons dit, la fièvre typhoïde est l'expression des troubles, des embarras survenus dans les fonctions organiques, et que l'action du cerveau soit telle que nous l'établissons, serions-nous bien loin de la juste interprétation de la nature de la maladie.

Entrons cependant dans quelques détails destinés à expliquer divers modes du système nerveux.

Il est manifeste que le système nerveux peut, dans certaines circonstances, dans certains organismes, devenir le siége de quelques états qui, bien que peu étudiés et mal connus encore, n'en constituent pas moins des modes d'être, qui ont sur l'organisme un retentissement considérable. Si nos observations, si nos raisonnements ne nous ont pas conduit à l'absurde, il résulterait de nos études que l'intervention du système nerveux dans telle ou telle circonstance représenterait l'un des éléments les plus importants, les plus graves qu'on puisse avoir à combattre dans certains états pathologiques. Nous invoquerons encore à l'appui de notre opinion le témoignage de Trousseau qui dit: que le système nerveux se glisse partout, qu'il complique les maladies, qu'il en arrête la marche et en enraye les mouvements bienfaisants. Si l'auteur avait ajouté que c'est surtout sous la forme de spasmes que le système nerveux intervient nous n'aurions rien à reprendre à la phrase que nous lui empruntons.

Ces états si sérieux du système nerveux et qui se distinguent surtout de tous les autres, sont l'éréthisme et le spasme. Ces deux modes d'être, bien que souvent confondus par les médecins, n'en constituent pas moins deux états parfaitement distincts. Ainsi, il résulterait de nos observations que l'état d'éréthisme aurait plutôt son siége dans le système nerveux de la vie animale, tandis que celui de spasme appartiendrait de préférence au système nerveux de la vie organique.

Cela dit, nous reprenons.

Ce n'est pas en vue d'une vaine satisfaction personnelle que nous avons admis ces diverses manières d'être du système nerveux. Des faits importants avaient depuis longtemps attiré notre attention sur leur existence, et il nous a fallu de longues recherches pour en découvrir la cause. Comment, par exemple, expliquer ces faits qui se produisaient sous nos yeux, en 1835, à l'époque du choléra à Toulon, où nous voyions la chaleur reparaître sur les cadavres, 20 ou 25 minutes après la mort, arrivée dans la période de refroidissement, période pendant laquelle tous nos efforts pour rappeler la chaleur se buttaient contre une opiniâtre algidité?

Comment expliquer le retour à la vie, à la raison de certains sujets, quelques instants avant la mort?

Comment expliquer cette invasion confluente de sudamina après le décès de malades qui ont succombé à la fièvre typhoïde?

Comment les hémorrhagies, les évacuations alvines *post mortem*, sinon par la chute du spasme du système nerveux de la vie organique, qui laisse la vie reprendre momentanément son cours? Mais, cela étant, comment peut-on se rendre compte de la chute du spasme? Quelle force, au moment où tout va s'éteindre, a pu provoquer la cessation de cet état? Hélas! c'est qu'il n'a fallu l'intervention d'aucune force en ce moment, mais bien au contraire l'anéantissement de toutes les forces. C'est en effet à la chute de l'éréthisme du système nerveux de la vie animale que nous devons ce retour momentané des fonctions organiques. Tant que la vitalité du cerveau a pu être assez énergique pour qu'il lui fût possible, par son éréthisme, de dominer l'organisme le spasme a persisté, mais le premier état une fois tombé, le spasme ne saurait plus se maintenir, et la vie, qui était auparavant enchaînée, suspendue, reprend immédiatement son cours ! D' où il faudrait fatalement conclure que pour faire céder le spasme il faut souvent l'anéantissement de la vie animale ? Cela nous donnerait l'explication des difficultés insurmontables que l'on éprouve lorsqu'on tente de faire cesser le spasme dans les maladies où il joue le principal rôle, et ce sont, il faut le dire, les maladies les plus communes, les plus graves, les plus rapidement mortelles ; ainsi, par exemple, toutes les fièvres dites essentielles par les auteurs, sans en excepter la fièvre typhoïde, ne sont-elles pas celles où la stupeur est l'élément prédominant et où la mort le fait persister ?

Comment, en effet, prétendre amener la cessation du spasme, si la chute de cet état n'exige souvent rien moins que la mort du système nerveux de la vie animale ? C'est pourquoi j'estime que dompter le spasme, dans toutes les circonstances de la vie normale ou physiologique, serait le plus grand triomphe de la médecine. Mais pour cela, il faudrait d'abord le reconnaître et ne pas le confondre aussi facilement avec tout autre état, fort éloigné souvent d'avoir les conséquences qui lui sont imputées.

Le spasme est, de tous les accidents nerveux, le plus grave, le plus sérieux ; c'est à lui qu'il faut attribuer souvent toute la gravité de certaines maladies, de certains états, que l'on fait dériver trop facilement de toute autre cause.

C'est certainement lui que voulait désigner Trousseau, lorsqu'en parlant du système nerveux, il disait : « Cet élément se glisse partout, il enraye la « marche des maladies et en arrête les mouvements « bienfaisants. »

Citons quelques exemples : Dans les hernies étranglées, l'accident doit très-fréquemment être rapporté au spasme de l'anneau inguinal, et la réduction s'obtiendra alors plus facilement en luttant contre cette cause, que par le taxis.

Dans les rétrécissements de l'urèthre, le spasme des fibres musculaires du canal se rencontre plutôt qu'un obstacle matériel, et, en pareils cas, pour rétablir le cours de l'urine, la médication antispasmodique réussit alors que la sonde échoue.

De même, dans la colique sèche, dans l'arrêt du travail de l'enfantement, dans la fièvre typhoïde, nous avons dû reconnaître le fait du spasme des principaux organes de l'économie et nous sommes parvenu, en nous adressant à lui, à guérir nos malades sans les torturer inutilement.

Ce n'est pas tout : il n'est pas d'organes, de parties même très-limitées du corps (comme les doigts, par exemple dans le panaris) qui ne puissent devenir le siége du spasme.

Je viens de citer le panaris et je dois donner quelque explication sur la pathogénie de cette maladie qui consiste, selon moi, dans un spasme de l'extrémité du doigt atteint.

Quel que soit le principe de cette inflammation, le foyer une fois allumé ne saurait être entretenu par aucune autre cause que le spasme de la partie envahie ; le spasme, en effet, entrave d'abord la circulation dans les tissus, qui finissent par suite par s'engorger d'un sang noir, épais ; de là une compression qui va déterminer dans le voisinage l'inflammation la plus violente, capable d'aller jusqu'à la gangrène et à la mortification. Mais, une fois que le spasme aura cédé, les parties malades tendront à se réorganiser et à se cicatriser avec une rapidité capable d'étonner l'observateur le moins attentif. Telle est l'influence de cet état spasmodique que, si vous êtes assez heureux pour en triompher ; si, par exemple, vous parvenez à provoquer le mouvement régulier de la circulation dans les parties envahies, au moyen des excitants : le vin, l'eau-de-vie, l'alcool, l'eau bouillante même, comme on l'a proposé, vous verrez avec étonnement la maladie enrayée dans sa marche, les douleurs disparaître, les tissus se dégonfler, et le doigt reprendre sa forme normale, en même temps que l'épiderme, déjà altéré par une violente inflammation, s'exfoliera. Si cette évolution rapide de la maladie n'est pas le fait du spasme, nous ne voyons pas ce qu'elle pourrait être.

Mais, ce sont surtout les fièvres *dites essentielles*, et notamment la fièvre typhoïde, où domine le spasme.

Dans celle-ci, en effet, il n'y a pas un organe qui ne soit frappé : cerveau, peau, poumon, foie, muscles de la vie de relation et de la vie organique. Aussi la gravité de l'affection est-elle extrême, et le malade est-il irrévocablement voué à la mort, si la médication ou la nature ne parvient à dompter le spasme.

C'est là, en définitive, ce que nous voulons établir et ce que nous considérons comme l'expression de la vérité, puisque les moyens que nous proposerons bientôt amènent la guérison en faisant précisément tomber l'état spasmodique. Ne craignons pas de le répéter; à notre avis, la fièvre typhoïde n'est autre chose que le résultat des embarras des fonctions organiques qui se sont développés sous l'influence du spasme nerveux ganglionnaire.

DE L'ÉTAT DU SANG DANS LA FIÈVRE TYPHOÏDE.

Dans une maladie aussi grave que la fièvre typhoïde, l'état du sang devait surtout préoccuper les médecins ; aussi de combien d'hypothèses, de combien de recherches ce liquide précieux n'a-t-il pas été l'objet. Beaucoup d'auteurs ont considéré le sang comme altéré et ont attribué à cette altération la cause de la maladie. Mais en quoi consiste cette altération? C'est ce que personne n'a jamais pu préciser, et par conséquent personne n'a pu indiquer le mode d'action d'une altération aussi indéterminée.

Depuis Bordeu qui se bornait à dire vaguement que, dans la fièvre typhoïde, le sang était profondément altéré, bon nombre de médecins se sont occupés de l'analyse de ce liquide dans les diverses maladies : voyons s'ils sont arrivés à quelque conclusion suffisante. Selon Becquerel et Rodier, le sang des sujets atteints de la fièvre typhoïde ne présente aucun caractère tranché, positif, constant et, sauf peut-être quelques cas exceptionnels où il y a diminution de fibrine, toutes les modifications que l'on arrive à constater dans le sang peuvent être produites ou expliquées par des influences autres que cette grave maladie. Andral et Gavarret disent de leur côté : « Il n'y a, en réalité, en fait d'altération du sang dans la fièvre typhoïde, qu'excès de globules, et la diminution de la fibrine n'est que relative. »

Ainsi donc, dans l'état actuel de la science, nous ne savons absolument rien sur l'état du sang dans cette maladie, ou plutôt nous savons que sa composition est toujours la même que dans l'état sain, conclusion à laquelle nous étions arrivé sans le secours de l'analyse chimique ; mais, chose plus satisfaisante encore, le raisonnement nous avait amené à trouver une différence de proportions entre les quantités de sang artériel et de sang veineux. En observant les divers phénomènes dont se compose la fièvre typhoïde, l'induction nous disait que le sang noir devait, tout étant égal d'ailleurs, l'emporter de beaucoup en quantité sur le sang rouge.

En effet, la turgescence des veines des membres inférieurs et supérieurs, le développement des hémorrhoïdes, la fréquence des hémorrhagies, les pétéchies et surtout l'état du pouls qui, outre sa mollesse radicale, présente ces phénomènes si curieux de récurrence et de dicrotie, phénomènes qui ne sont que l'expression de la plénitude des capillaires du système veineux ; tous ces phénomènes nous conduisaient à reconnaître dans leurs manifestations une surabondance relative de sang noir.

Il eût été certainement préférable d'arriver à cette conclusion par la démonstration matérielle du fait ; mais comment y parvenir, qui pourra jamais démontrer dans quelles proportions doivent se trouver le sang artériel et le sang veineux dans l'économie, qui pourra établir les circonstances dans lesquelles la quantité du sang veineux excède celle du sang artériel dans l'organisme sain ou malade ? Que d'études et de recherches la physiologie expérimentale n'a-t-elle pas encore à faire sur ce sujet !

DE L'ÉTAT DU POULS ET DE SES DIVERSES SIGNIFICATIONS DANS LA FIÈVRE TYPHOÏDE.

Dans la fièvre typhoïde, le pouls varie suivant l'état et les phases de la maladie et, sous ce rapport, il peut devenir la source d'importantes indications.

A la première période, il est large, fréquent, mou; plus tard, il perd de son ampleur, devient concentré, dépressible ; enfin, il est dicrote, toujours plus dépressible et tremblotant dans la dernière période de la maladie.

Le pouls large et fréquent du début doit être considéré comme l'expression des efforts que fait alors l'organisme pour réveiller la circulation qui s'entrave à chaque instant dans les organes dépurateurs (foie, poumon, peau), et surtout dans le cerveau, ce qui perpétue l'éréthisme de cet organe et le spasme du système nerveux de la vie organique ; de telle sorte que les efforts de la nature restent sans effet et que les tissus continuent de s'engorger, l'état du sujet empirant ainsi au lieu de s'améliorer.

La mollesse et la dépressibilité du pouls expriment le degré du défaut de tonicité et la part qu'il prend alors dans les phénomènes de la vie. Si, en effet, cet état continue ou augmente, la situation du malade s'aggrave et la mort en est le résultat inévitable.

Le pouls a encore une manière d'exprimer la gravité du moment par la récurrence et la dicrotie.

Ces phénomènes sont la manifestation la plus claire de la plénitude du système veineux ; ils sont, en effet, le résultat du retour de la colonne sanguine qui, venant se heurter contre un obstacle (les capillaires, gorgés surtout de sang veineux), est renvoyée à sa source, comme il arrive à la nappe de liquide d'un vase rempli d'eau, lorsqu'on en trouble la surface en y projetant un petit projectile ; immédiatement des ondes se forment, qui se succèdent et viennent s'arrêter aux parois du vase, lequel de son côté renvoie à l'onde qui arrive ce qui n'a pas été perdu de la force d'impulsion, par la force de réaction.

Mais si le pouls devient dur, s'il se développe, on devra le considérer comme un excellent signe et comme l'expression des efforts tentés par l'organisme pour revenir à la vie. Je parle ici d'un pouls dur et fréquent qui ne dépendrait pas de quelque complication intercurrente, car dans ce cas l'on n'a plus affaire à la fièvre typhoïde, mais bien à la complication qui va tout emporter.

Dans le premier cas, le pouls dur est suivi de transpiration, de sueurs abondantes, d'épistaxis quelquefois inquiétantes ; l'œil s'anime, l'état soporeux se dissipe, les fonctions organiques reprennent leur cours naturel et le malade entre en convalescence, une convalescence lente, pénible, d'autant plus pénible que la maladie aura duré plus longtemps, et pendant laquelle il est fréquent de voir le malade perdre ses cheveux.

Puisque je touche la question de convalescence, je dois dire ici que si la maladie, au lieu de dater d'un certain temps, a eu une durée relativement courte (deux septénaires au moins cependant), il ne sera pas rare de voir persister la fièvre sous le type intermittent et qu'il sera toujours difficile de la faire disparaître rapidement (*V. le paragraphe suivant*).

DE LA FIÈVRE DANS LA FIÈVRE TYPHOÏDE.

La fièvre, dit-on, est généralement continue dans la fièvre typhoïde. Cela est tout simplement impossible, car la fièvre continue n'est que le résultat d'une lésion matérielle. Ici, comme dans les fièvres essentielles, elle est intermittente.

Ce qui a donné lieu à l'erreur, c'est que, dans la fièvre typhoïde, les mouvements sont généralement mal tranchés, mal accentués, et on a cru, dès lors, à la continuité de la fièvre. Dans l'étude de ce phénomène, il faut partir de ce point que, dans la fièvre typhoïde, tout est lent, embarrassé, entravé, et que, par conséquent, tout mouvement, fût-il le plus important, le plus conservateur, est soumis à cette loi. Quelle différence avec la fièvre intermittente où tout est brutal, violent! Aussi voyez quel contraste, conforme à cette loi, entre les deux maladies que nous mettons en présence : Dans la fièvre intermittente, c'est la vie ou la mort dans l'espace de quelques jours, quelques heures peut-être ; dans la fièvre typhoïde, vous n'aurez pas une pareille surprise, et ce ne sera qu'au bout de vingt-cinq ou trente jours que se décidera la mort ou la convalescence. Dans cette dernière maladie encore, les divers temps de la fièvre sont mal tranchés ; le stade de froid manque souvent, et lorsqu'il existe (au début), il n'est caractérisé que par quelques frissons fugaces. La période de chaleur est plus nette. Mais la période dite des sueurs (expression impropre, comme je le montrerai plus loin), manque et doit manquer toujours ; ce qui contribue à entretenir la fièvre, car celle-ci reviendra jusqu'à ce qu'elle soit parvenue à faire cesser les spasmes, moment qui sera annoncé par l'apparition des sueurs. D'après cela, il n'est pas extraordinaire que la maladie ait été prise souvent pour une fièvre continue.

L'apparition de la fièvre dans la fièvre typhoïde, de même que dans la plupart des maladies où elle se montre, doit être considérée comme l'expression des efforts que fait l'organisme pour revenir à la santé. Malheureusement, ici tout est embarrassé, tout est enrayé dans l'organisme, et ces efforts restent impuissants. Dès lors, comment s'étonner de la persistance de la fièvre ? Ce n'est pas le type intermittent qu'elle devrait revêtir dans ce cas, mais bien le type rémittent, qui n'est que l'expression du redoublement des efforts alors tentés par l'organisme. En effet, la fièvre, par les éléments mêmes qui la constituent, doit être considérée comme un moyen de dépuration, puisqu'en faisant tomber le spasme, elle provoque l'apparition des sueurs, de la bile et de la principale partie des produits carbonés, qui devenaient une gêne, une menace pour l'organisme.

La fièvre est constituée par deux éléments : la chaleur et l'accélération du pouls.

La chaleur est le résultat de la transformation des

éléments carbonés, acide carbonique, et de la fixation de l'oxygène sur les globules sanguins.

Quant au développement du pouls, il est l'expression des efforts que fait l'organisme pour arriver le plus promptement possible à l'oxygénation du sang et à l'expulsion des produits carbonés.

On doit comprendre, en effet, que, dans un organisme sous l'empire de la fièvre typhoïde, la quantité de carbone à transformer est d'autant plus considérable que la maladie dure depuis plus longtemps, et que l'organisme ne saurait trop se presser d'arriver à la solution de ce problème, la question de la vie y étant intimement attachée ; c'est qu'en effet, toute complication mise à part, c'est incontestablement par asphyxie que la mort arrive dans la fièvre typhoïde.

Je suis heureux de pouvoir dire ici que ce n'est pas moi qui ai le premier émis l'opinion que la fièvre fait tomber le spasme. J'ajoute que c'est précisément à cause de cela qu'elle a pu être envisagée comme un travail de dépuration, car, une fois le spasme suspendu sous son influence, les organes dépuratifs, comme les autres, peuvent reprendre le cours ordinaire de leurs fonctions.

J'ajoute encore qu'à en juger par mes observations, on pourrait conclure que la fièvre typhoïde se compose : 1° de fièvre à type intermittent, et 2° de phénomènes typhiques, indépendants de celle-ci.

Dans le traitement que j'ai essayé pour combattre cette maladie, il m'est arrivé d'insister plus particulièrement sur les phénomènes typhiques, croyant qu'ils étaient plus étroitement liés qu'ils ne le sont en réalité à l'élément fébrile, et je ne donnais pas ou j'administrais très-peu de sulfate de quinine; mais, j'ai souvent eu la surprise de voir alors les phénomènes typhiques disparaître, et la fièvre persister sous la forme intermittente. D'après cela, la fièvre, dans la fièvre typhoïde, se présenterait donc comme un élément indépendant des phénomènes tpyhiques.

Dans tous les cas, les phénomènes typhoïques une fois disparus, il faut traiter la fièvre comme elle doit l'être, c'est-à-dire par le sulfate de quinine, aussi longtemps qu'elle persistera. Il ne sera pas rare de la voir résister à la médication avec une certaine obstination, dont on finira toutefois par venir à bout en ordonnant un changement de localité.

DE L'INTERMITTENCE.

Quoi qu'on en dise, la fièvre, dans l'affection appelée fièvre typhoïde, est à type intermittent; l'opinion contraire ne peut être attribuée qu'à une observation superficielle.

La raison et l'expérience sont en faveur de notre manière de voir: dans la maladie que nous étudions, la fièvre est essentiellement intermittente ; tout autre type, le continu, par exemple, qui appartient surtout aux inflammations ne saurait se concilier avec la nature de l'affection, qui est le contraire d'une inflammation.

L'intermittence doit être considérée comme l'expression des efforts que fait l'organisme pour arriver à la chute du spasme des organes ; elle marque le moment des raptus qui se dirigent successivement vers les organes essentiels à la vie : cerveau, poumon, foie, peau, reins, etc.

Malheureusement, le spasme enchaîne si violemment toutes les fonctions, que tous les efforts de l'organisme restent impuissants, même les redoublements d'énergie qui constituent la rémittence. Aussi, toute expression caractéristique de la chute du spasme, les sueurs générales, par exemple, qui en sont une des manifestations les plus communes, font-elles absolument défaut.

DE L'ÉTAT DE LA PEAU DANS LA FIÈVRE TYPHOÏDE.

Un des organes les plus essentiels de l'économie, par l'étendue et l'importance des fonctions d'hématose et d'exhalation qu'il doit remplir, la peau, semble précisément frappée d'inertie dans la fièvre typhoïde, tout au moins sous le rapport des fonctions excrétoires qui sont dévolues à cet organe considérable. Aussi est-on véritablement effrayé des graves conséquences qu'un pareil état peut déterminer dans l'organisme.

Et si, aux conséquences qui vont résulter pour l'organisme du défaut de fonctionnement de la peau, on joint celles non moins sérieuses qu'entraîne l'état des poumons, on comprendra tout de suite l'immense danger que peut faire courir à l'économie cet ensemble de conditions.

Ces conséquences, on les a déjà déduites de ce qui précède, ce sont : un défaut d'hématose, une augmentation considérable de sang noir et des éléments carbonés. Or, il est facile de prévoir immédiatement les effets d'un tel état de choses : la quantité de sang veineux, en effet, augmentant à chaque instant, la circulation ne transportera bientôt plus dans les divers centres d'action, notamment dans les centres nerveux, qu'un fluide stupéfiant, qui doit irrévocablement frapper le cerveau de stupeur, d'engourdissement, et paralyser ses fonctions, au lieu de les aviver ou de les entretenir.

La peau, dans la fièvre typhoïde, est chaude, sèche, brûlante de cette chaleur qu'on a désignée sous le nom de chaleur âcre, qui rend si bien la sensation à la fois brûlante et sèche que donne alors cet organe. Ce n'est pas que la peau ne soit le siége dans cette maladie, d'efforts considérables. C'est à elle en effet, que s'adressent les divers raptus que provoque l'organisme pour faire cesser le spasme. Mais, malheureusement, celui-ci est tellement prononcé ici, que tous les efforts tentés dans ce but par l'organisme restent impuissants ; et, ce qui le prouve, c'est l'absence de sueurs générales.

Les phénomènes qui se produisent à la peau nous

montrent assez clairement ce qui se passe dans les autres organes et que nous ne pouvons apprécier d'une manière directe. Toutefois, grâce à l'induction, il est permis d'arriver à une conclusion suffisamment rationnelle et l'on peut ici encore admettre les résultats sans les voir matériellement.

En dépit de tous les efforts tentés par l'organisme, c'est à peine si quelques rares sueurs apparaissent au front et sur le dos des mains. Le mouvement peut être cependant assez violent pour que l'épiderme soit soulevé, dans plusieurs endroits, par des vésicules extrêmement petites, remplies d'une humeur aqueuse. Ces hydroa ou sudamina s'observent sur les parties latérales du cou et de la poitrine ; néanmoins, ces efflorescences sont généralement très-discrètes, et, ce ne sera que lorsque le spasme de l'organisme sera tout à fait tombé, après la mort du sujet par exemple, que les sudamina se montreront quelquefois avec une extrême confluence.

C'est, en effet, ce dont nous avons été témoin bien souvent. De quelle surprise ne fûmes-nous pas saisi quand nous vîmes pour la première fois le cadavre de certains typhiques couvert de sudamina, alors que nous n'en avions observé que de très-discrets pendant la vie ! En présence d'un pareil phénomène, nous ne pouvions nous empêcher de le comparer à celui du retour de la chaleur, 20 à 30 minutes après la mort, sur le corps des cholériques, qui avaient succombé dans la période algide et que rien n'avait pu réchauffer de leur vivant. N'y avait-il pas encore là quelque chose d'analogue à l'apparition des hémorrhagies ou des évacuations *post mortem*, et comment expliquer ces divers phénomènes, sinon par la chute du spasme qui n'a plus de raison d'être après la mort?

DES SUEURS ET DES SUDAMINA.

L'apparition des sueurs générales constitue l'un des phénomènes les plus désirables de la fièvre typhoïde et elle doit être considérée comme d'un très-heureux augure.

Ce signe est excellent, premièrement parce qu'il annonce la fin du spasme qui avait enchaîné jusque-là les fonctions organiques, et, en second lieu, parce que la transpiration va débarrasser l'économie d'une quantité d'éléments carbonés qui ne saurait manquer de devenir incessamment une menace des plus sérieuses pour l'organisme. Aussi, dès l'apparition des sueurs générales peut-on considérer la maladie comme enrayée et le malade comme entrant en convalescence.

Il semble, d'après cela, que le devoir du médecin serait de s'attacher à provoquer la sudation ; malheureusement ce but ne peut être atteint qu'à la condition de faire tomber le spasme, et nous avons établi que c'est là une des plus grandes difficultés que le médecin puisse avoir à résoudre.

Disons, en passant, que les mêmes difficultés se rencontrent dans la fièvre intermittente pernicieuse et que c'est par suite de la persistance du spasme des organes que cette maladie devient fatalement mortelle. Ici, comme dans la fièvre typhoïde, la mort arrive comme conséquence de l'engorgement du cerveau et des poumons par le sang veineux, c'est-à-dire par asphyxie.

L'apparition des sudamina indique l'arrêt des fonctions cutanées et la suppression des sueurs générales. Ils sont l'expression des efforts qui s'adressent à la peau et de l'inertie des glandes sudoripares.

Un des faits les plus curieux relatifs aux sudamina, c'est leur apparition sur diverses régions du tégument quelque temps après la mort de certains sujets, qui ont succombé à la fièvre typhoïde. J'ai déjà dit qu'on ne devait voir, dans ces circonstances, que le fait de la chute du spasme et qu'on ne saurait attribuer ce phénomène à aucune autre cause.

DE LA CHALEUR DANS LA FIÈVRE TYPHOIDE.

La question de la température a, dans ces derniers temps, vivement préoccupé le monde médical et la chaleur a pris, tout à coup, une importance telle que certains auteurs ont attribué à son élévation la gravité de la maladie. Plus la chaleur est intense, disent-ils, plus le pronostic est sombre ; de là l'idée de l'abaisser pour guérir la fièvre; de là l'usage des bains froids comme traitement de la fièvre typhoïde. Malheureusement les résultats n'ont pas répondu à l'espérance qu'on fondait sur cette théorie. J'ajoute que, dans le cas où la guérison de la maladie a coïncidé avec l'emploi des bains froids, il faut l'attribuer à la chute du spasme des organes que ce traitement a pu provoquer ou qui a même parfaitement pu se produire indépendamment des bains, et non à aucune autre cause, à aucun autre effet que l'on pourrait faire dériver de la médication par le froid.

Quoi qu'il en soit, cette méthode doit être rejetée pour deux raisons : 1° parce que c'est un moyen brutal; 2° parce qu'il est tout à fait irrationnel. Qu'est-ce, en effet. que la chaleur dans la fièvre typhoïde, sinon l'expression de certains efforts tentés par l'organisme? Or tous les efforts de la nature sont essentiellement conservateurs, et, s'ils sont conservateurs, ils doivent être respectés. Le contraire serait un non-sens.

La chaleur est, dans l'organisme, le résultat des transformations de certains éléments solides, liquides ou gazeux; ces phénomènes se passent dans le poumon et dans la peau, et ne sauraient être autre chose que l'effet de la métamorphose du sang noir en sang artériel, c'est-à-dire de la fixation de l'oxygène et de la combustion du carbone.

Or, ces processus doivent être d'autant plus considérables qu'il y a plus d'éléments à transformer, et ces éléments sont d'autant plus abondants que les fonctions du poumon et de la peau sont plus embarrassées.

Malheureusement, tous les efforts de l'organisme que dénonce ce développement anormal de la chaleur sont insuffisants; le travail de transformation reste incomplet et les éléments à transformer ne le sont toujours qu'incomplètement,

La persistance de la chaleur est l'indice de la difficulté que le travail a à s'accomplir, ce qui doit être si l'on tient compte de l'état du spasme des organes.

DE L'ÉTAT DU POUMON DANS LA FIÈVRE TYPHOIDE.

Dans la fièvre typhoïde, le poumon est, comme tous les autres organes, frappé par le spasme.

Cette condition a pour résultat l'embarras des fonctions de l'hématose et de l'exhalation, destinées à éliminer les éléments carbonés, qui vont alors s'accumuler dans l'économie.

Le défaut d'hématose se traduit par la pléthore veineuse, si considérable dans la fièvre typhoïde et qui aboutit à la production de stases de sang noir dans les divers organes, cerveau, poumon, foie, rate, reins, peau, etc., etc.; c'est encore la pléthore veineuse qui donne lieu aux pétéchies, aux vergettures, aux taches bleuâtres de la peau ; aux épistaxis, aux hémorrhagies, aux congestions pulmonaires qui vont jusqu'à l'engorgement, à la pneumonie et à l'hépatisation de l'organe ; à l'engorgement des veines (varices, hémorrhoïdes) ; à la mollesse du pouls, à l'état de récurrence et de dicrotie qu'il prend dans la seconde période et souvent dès les débuts de la maladie.

Quant à l'accumulation des éléments carbonés, qui n'est qu'une conséquence du défaut d'hématose, elle se manifeste par une sécrétion surabondante de bile, qui s'extravase souvent dans les tissus et qui en altère la coloration ; mais surtout par la qualité et la nature de ce produit, qui agit assez puissamment sur les organes pour les enflammer et les ulcérer, ainsi que le prouvent les lésions des glandes de Peyer, dont l'état ne saurait reconnaître d'autre cause.

Enfin, l'embarras du poumon se traduit encore par la gêne de la respiration, qui est généralement courte et anxieuse.

DE L'ÉTAT DES ORGANES ABDOMINAUX DANS LA FIÈVRE TYPHOIDE.

Intestins.

L'intestin devient, dans la fièvre typhoïde, le siége de phénomènes inflammatoires qui, tout en n'ayant nullement l'importance qu'on leur a attribuée au point de vue de l'étiologie et de la localisation de la maladie, méritent cependant d'être pris en sérieuse considération et doivent tenir en éveil toute la sollicitude du médecin.

Je ne veux pas parler ici des selles plus ou moins bilieuses, plus ou moins fréquentes qu'on observe dans le cours de l'affection. Ces manifestations sont tout à fait indépendantes de la maladie et ne sauraient être considérées que comme l'expression de l'état de l'intestin, qui participe à l'état général de l'organisme et est, comme tout le reste, troublé dans ses fonctions.

Mais j'insisterai sur la paresse de l'organe résultant de la quasi-paralysie dont il est frappé. Cette inertie constitue l'un des accidents les plus sérieux de la fièvre typhoïde, en raison des complications auxquelles elle peut donner lieu.

C'est, en effet, par l'inertie de l'intestin qu'il faut expliquer les désordres qui surviennent dans la partie inférieure de l'iléum et que caractérise surtout l'inflammation des glandes de Peyer et de Brunner; cette inflammation dépend de la stase des matières fœcales en ce point et ne saurait, je le répète, être prise pour la cause et le siége de la fièvre typhoïde.

Il est facile d'interpréter les désordres de l'intestin, sans tenir compte des hypothèses plus ou moins ingénieuses, variole interne, etc., de certains auteurs, si l'on veut bien se rappeler ce que nous avons dit au sujet de l'état d'inertie des fonctions organiques. Nous avons établi que cet état résulte de la congestion primitive du cerveau, qui modifie consécutivement le système nerveux ganglionnaire, de telle sorte que les fonctions organiques se trouvent entravées et pour ainsi dire arrêtées. Ainsi donc, ce qui se passe dans les autres organes de l'économie, poumon, estomac, foie, etc., a également lieu dans l'intestin ; par le fait du spasme dont il est frappé, ses fonctions ne tardent pas à être modifiées, perverties, supprimées. Que deviennent, sous une pareille influence, les fonctions d'absorption et d'exhalation ; que deviennent les mouvements péristaltiques et antipéristaltiques de l'intestin, chargés de présider à la marche des matières qui doivent être expulsées? On l'a déjà prévu : les excréments, à un certain moment de la maladie, presque exclusivement composés de bile, mais de cette bile âcre, corrosive, que sécrète le foie dans ces circonstances; ces matières, dis-je, par le fait de la paresse intestinale, vont séjourner dans le tube digestif, et surtout dans la portion qui se trouve au voisinage de la valvule iléo-cæcale ; cette valvule, qui ne cède qu'aux efforts de l'intestin alors en partie anéantis, reste fermée et oblige les matières de rester au-dessus d'elle beaucoup plus longtemps qu'elles ne le font d'ordinaire. Maintenant, si l'on ajoute à cette rétention, la nature alors si âcre et si corrosive des produits excrémentitiels, on concevra facilement quelles sont les causes qui peuvent déterminer les accidents morbides dans cette partie du tube digestif, et notamment les lésions des glandes de

Peyer et de Brunner. Telle est la manière dont M. Gueneau de Mussy a, dans ces derniers temps, compris la pathogénie de la fièvre typhoïde, et je suis heureux de rencontrer l'appui de son autorité.

Nous sommes loin, on le voit, de cette cause spécifique qui, d'après certains auteurs, exercerait son action sur l'intestin et y déterminerait cette éruption rubéolique invoquée pour expliquer la cause et la nature de la maladie. Ces élucubrations nous gouvernent depuis plus de cinquante ans, prônées et défendues par tout ce qu'il y a de plus éminent dans la science médicale au point de vue théorique et pratique; mais à quoi cela tient-il, si ce n'est au peu de connaissances que nous possédons en physiologie?

Comment peut-on, en effet, sans heurter la raison et le plus simple bon sens, faire dériver de quelques ulcérations intestinales les phénomènes qui constituent la fièvre typhoïde? Quels rapports physiologiques existe-t-il donc entre ces lésions, qui n'apparaissent qu'à une époque éloignée du début de l'affection, et les symptômes ataxo-adynamiques, qui se montrent dès le commencement? Mais en voilà assez sur ce point; notre but n'est pas de critiquer; nous nous sommes promis d'exposer nos propres idées sur la fièvre typhoïde, et non d'engager une discussion sur telle ou telle théorie. Nous croyons avoir rencontré la vérité; nous disons simplement comment nous y sommes arrivé, c'est là notre moyen de persuasion et nous n'en voulons pas d'autre.

DE L'ÉTAT DU FOIE DANS LA FIÈVRE TYPHOIDE.

Dans une affection comme la fièvre typhoïde, où la perturbation des fonctions organiques, surtout celle de dépuration, atteint un degré extrême, on comprend le rôle important que doit jouer le foie, eu égard surtout à l'embarras où se trouvent les organes chargés de le suppléer (peau, poumon, etc.).

Malheureusement, le foie ne souffre pas moins ici que les autres organes. C'est en vain que, dans la fièvre typhoïde comme dans la fièvre intermittente (1), l'organisme tente, par des raptus, d'éveiller les fonctions de l'organe hépatique, celui-ci reste sourd, ne sécrétant que lentement un produit rare, mais très-irritant.

Si, dans la fièvre typhoïde, l'examen ne fait pas constater une augmentation bien considerable du volume du foie, on peut néanmoins s'assurer, par la percussion, qu'il est plus dur qu'à l'ordinaire, en même temps que ses sécrétions présentent un caractère d'âcreté particulière. N'a-t-on pas vu mourir, au bout de quelques jours, de quelques heures, des chiens chez lesquels on en avait injecté ?

(1) « La fièvre intermittente ne se compose que de raptus vers « les organes intérieurs et vers la peau, raptus destinés à éveiller « les fonctions de ces organes pour procéder à l'élimination des « éléments carbonés. »

Ainsi donc, ici encore on peut conclure des données fournies par l'état pathologique, désigné sous le nom de fièvre typhoïde, que tous les accidents qui le constituent sont le fait de l'embarras des fonctions organiques survenu sous l'influence du spasme du système nerveux. Pour nous, nous avons essayé au début de nos études sur la maladie, de conjurer l'état du foie par les vésicatoires ou les onctions mercurielles, et ces tentatives n'ont pas été toujours sans résultats heureux. Mais que peuvent les fonctions d'un organe, quand celles des autres restent enchaînées?

ÉTAT DE LA RATE DANS LA FIÈVRE TYPHOIDE.

La rate, qui n'est qu'un diverticule, qui n'est faite que pour tenir en réserve le sang que le foie ne peut dépurer, ainsi que le prouvent du reste et sa circulation et sa structure, la rate s'engorge considérablement et avec d'autant plus de facilité que la circulation envoie à l'organe hépatique une plus grande quantité de sang; aussi est-il aisé de constater, en percutant l'hypochondre gauche, qu'elle est dure et augmentée de volume.

DES FORMES DE LA FIÈVRE TYPHOIDE.

La fièvre typhoïde peut revêtir diverses formes: ataxique, adynamique, hémorrhagique, mais il importe d'ajouter que l'aspect varié de la maladie est plutôt le fait de la nature du sujet, qu'elle ne dépend de la cause. C'est ainsi qu'un sujet appauvri, nervosique, présentera plutôt la forme ataxo-adynamique que toute autre constitution; que chez les personnes de tempérament sanguin, elle apparaîtra plutôt avec la disposition aux congestions, aux hémorrhagies ; enfin les phénomènes abdominaux se montreront de préférence chez celui qui aura naturellement une susceptibilité du ventre.

Mais, hâtons-nous de le dire, ce sont là des complications qui ne sont plus la fièvre typhoïde et qu'il serait impossible de conjurer avec notre médication; en pareil cas, il faut ajouter à ce traitement, celui de la complication et agir énergiquement.

J'ai eu à traiter une jeune fille de 18 ans, d'une constitution appauvrie, présentant tous les caractères de l'ataxo-adynamie : elle était malade depuis plus de huit jours, quand je la vis pour la première fois. La médication que j'employais ne faisait pas faire de progrès sensibles à la maladie, qui semblait rester stationnaire ; mais, un jour, ayant cru remarquer une certaine recrudescence dans ces symptômes, je me décidai à recourir à l'électro-magnétisme (appareil Lebreton); le même jour le délire disparut, la malade put dormir et elle entra bientôt en convalescence.

CAUSES DE LA MALADIE.

Beaucoup de causes ont été invoquées pour expliquer le développement de la fièvre typhoïde; émanations telluriques, infection par les matières excrémentitielles de personnes déjà atteintes, etc. Nous ne nions rien de tout cela; mais, généralisant l'étiologie, nous disons que la maladie peut dépendre de toute cause capable d'exercer une action dépressive sur le cerveau; chagrins, atmosphère carbonée, excès de nature quelconque, etc. Tout en faisant la part de la cause, le médecin devra se souvenir qu'il suffit que, sous son influence, le cerveau se laisse engorger pour devenir en proie à l'éréthisme, et déterminer le spasme du système nerveux de la vie organique, à la suite duquel toutes les fonctions organiques se trouveront embarrassées et en partie enrayées.

De ce qui précède, il résulte donc que la fièvre typhoïde, ou l'état morbide désigné sous ce nom, dépend de l'embarras des fonctions organiques survenu consécutivement au spasme des organes, qui est lui-même provoqué par l'état d'éréthisme du système nerveux de la vie animale.

TRAITEMENT.

Nous voici arrivé au point intéressant de la question, le traitement. Car enfin, le but que doit se proposer tout médecin en face d'une maladie, c'est sa guérison. Sans cela, en effet, à quoi servent les plus belles dissertations sur la nature et les causes de l'affection ? Il faut qu'elles conduisent au traitement. Quant à nous, nous n'aurions jamais songé à exposer nos idées sur la fièvre typhoïde, si nous n'avions cru sérieusement être arrivé à la guérir.

Amené par l'analyse des symptômes à la nature de la maladie, nous avons dû vérifier par la synthèse l'exactitude de nos propositions, et ce n'est qu'après nous être assuré que ces deux méthodes donnaient les mêmes résultats que, confiant alors dans les conséquences ainsi déduites, nous avons tenté avec une sécurité suffisante, la cure de la fièvre typhoïde.

On s'accorde à reconnaître aujourd'hui que la fièvre typhoïde est incurable. Et tout triste que soit le fait, il faut le reconnaître : jamais personne jusqu'ici n'a réussi à guérir cette maladie ; dans les cas où les malades se sont tirés d'affaire, c'est la nature qui a fait les frais de la guérison.

En ce qui nous concerne, ce n'est pas sans de longues hésitations (nous sommes arrivé à nos conclusions en 1863) que nous avons osé émettre notre opinion, malheureusement tout à fait opposée aux idées des hommes les plus éminents de la science médicale, et si nous nous y sommes enfin décidé, c'est parce que nous n'attaquons en rien les faits généralement admis ; nous les acceptons, en nous bornant à leur donner une interprétation différente, et, selon nous, plus en harmonie avec la vérité. En définitive, reconnaître les faits généralement admis, les interprèter comme il convient et tirer de cette interprétation les conséquences qui devaient nous conduire à la guérison, tout notre travail est là.

Nous aurions pu, pour défendre notre thèse, démontrer l'exagération ou le contre-sens de certaines doctrines; nous avons dédaigné ce moyen; nous aurions pu encore mettre en avant un nombre plus ou moins considérable d'observations, mais on sait trop bien comment, au besoin, la rédaction se plie à toutes sortes de complaisances. Non, nous ne nous sommes appuyé que sur la raison, sur la logique, tout le monde pouvant ainsi, sans de trop grandes connaissances en médecine, juger de l'exactitude des déductions et de la rigueur des conséquences.

Le traitement d'une maladie n'étant que la conclusion de prémisses où se trouvent énoncées la cause et la nature de l'état pathologique, nous disons :

Si la fièvre typhoïde est le fait de l'embarras des fonctions organiques survenu sous l'influence de l'éréthisme du système nerveux de la vie animale, éréthisme qui lui-même est provoqué et entretenu par un certain état congestif du cerveau, dû à la stase du sang noir dans les vaisseaux capillaires de l'organe, il est évident que toute cause capable de faire cesser cet état du cerveau, caractérisé surtout par l'éréthisme, amènerait aussi la chute du spasme du système nerveux de la vie organique et permettrait aux fonctions de reprendre leur cours naturel. Notre but est donc de trouver un agent de ce genre, et ainsi le traitement serait réellement la conséquence des prémisses que nous avons posées et sur lesquelles nous nous sommes appuyé.

Or tout le monde admet que le café est un excitant du cerveau. Cela étant, je me suis demandé si son action ne serait pas suffisante pour stimuler ce centre nerveux et pour en faciliter le dégorgement en excitant l'activité de la circulation. Car tout est là, en définitive ; éveiller la circulation intra-cérébrale et déterminer le dégorgement de l'organe.

Pourquoi la saignée, qui a été préconisée et employée, n'a-t-elle pas amené ce résultat ? c'est probablement parce qu'elle n'a pas suffi à faire tomber le spasme des organes.

Le café, au contraire, nous donna une satisfaction inespérée. Après l'avoir administré, nous trouvâmes à notre grande surprise, que son action était aussi prompte que décisive. En effet, à peine nos malades en eurent-ils pris quelques cuillerées que leurs traits se détendirent et qu'ils reprirent connaissance. Le lendemain, l'amélioration était telle que nous nous demandions si nous nous étions bien réellement trouvé, la veille, en présence d'une fièvre typhoïde. Aussi, avant de nous prononcer sur l'efficacité du moyen, que nous employons aujourd'hui comme un véritable spécifique, nous a-t-il fallu de nombreuses observations et de nombreux succès ; malgré cela, nous en sommes encore à nous demander, après des études et une conviction datant de 20 ans, si nous ne sommes pas le jouet d'un rêve, tant le préjugé qui veut que la fièvre typhoïde soit incurable, avait jeté dans notre esprit de profondes racines?

Sous l'influence du café, la stupeur se dissipait, le sujet sortait de l'état de somnolence où il se trouvait depuis l'invasion de la maladie et bientôt les fonctions reprenant leur cours naturel, le malade entrait en convalescence.

Pour satisfaire, cependant, aux anciennes idées et aux indications qui paraissaient résulter de certains symptômes, j'ajoutais à l'administration du café celle du vin, qui devait combattre l'adynamie, celle du sulfate de quinine destiné à lutter contre la fièvre et celle d'un sel purgatif pour éviter l'accumulation des matières dans la partie inférieure de l'intestin grêle. Je satisfaisais ainsi, selon moi, et dans les cas où le café n'aurait pas complétement répondu à l'effet que j'en attendais, aux indications les plus pressantes et les plus sérieuses.

Les heureux résultats obtenus par la combinaison de ces divers moyens m'ont encouragé à persévérer dans leur emploi, et, quoique persuadé que l'action du café peut suffire, au moins dans les cas où la maladie ne compte pas plus de huit jours de durée, je n'en persiste pas moins à lui joindre, à titre d'adjuvants, le vin, le quinquina et de légers purgatifs.

Quand nous disons que nous guérissons ainsi la fièvre typhoïde, nous ne prétendons pas guérir par ces moyens la fièvre qui se complique d'une affection grave du ponmon, de perforations intestinales ou de tout autre accident qui peut venir aggraver le pronostic ; il faut, dans ces cas désespérés, une médication en rapport avec les circonstances. Ce n'est pas alors uniquement à l'action du café que l'on doit se confier; elle serait impuissante à amener une solution heureuse de la maladie. On peut dire, toutefois, que ces complications étant le fait d'un état adynamique très-avancé, les toniques et les réconfortants, sous toutes les formes, doivent faire la base de la médication à employer chez de semblables malades.

Au reste, nous devons avouer que depuis que nous avons eu recours à notre médication, nous ne nous sommes jamais trouvé en présence de complications sérieuses et dès lors, nous ne saurions répondre de l'action qu'aurait, dans ces cas, le système de traitement que nous recommandons.

Un fait dont il faut tenir compte pour la médication, c'est la persistance de la fièvre après la disparition complète des phénomènes typhiques. Cette fièvre, qui n'est autre qu'une fièvre intermittente, persiste avec tant d'obstination, malgré l'administration la plus rationnelle de la quinine, que nous avons été souvent obligé de faire changer les malades de localité pour les en débarrasser.

Quant à l'alopécie, qui accompagne d'ordinaire si régulièrement la convalescence de la fièvre typhoïde, nous l'avons vu quelquefois faire défaut, probablement parce que la fièvre avait été prise dès ses débuts.

Certaines observations tendraient à démontrer que si la médication par le café n'est pas continuée pendant un temps suffisant, la maladie peut reprendre assez facilement la gravité, qu'elle avait perdue dans les premiers temps de l'administration de la décoction de café, aussi faut-il insister sur la médication jusqu'à la disparition complète et absolue des symptômes et surtout de la fièvre.

Mode d'administrer la médication.

On donne deux ou trois cuillerées de fort café noir (je dis café et non pas chicorée), toutes les deux heures.

Alterner avec une ou deux cuillerées à soupe de bon vin de Bordeaux.

Faire prendre, dans la journée, quelque demi-verres de limonade Rogé, pour maintenir la liberté du ventre.

Administrer, matin et soir, à 6 heures, de 0 gr. 20 à 0 gr. 50 de sulfate de quinine.

Il est bien entendu que les doses doivent être proportionnées à l'âge des sujets.

DES COMPLICATIONS.

Les complications qui viennent s'ajouter à la fièvre typhoïde : ataxo-adynamie, folie, ulcérations intestinales, pneumonie, hépatisation pulmonaire, gangrène des tissus, etc., n'appartiennent pas en propre à cette maladie. Ce sont des accidents qui résultent de l'état de l'organisme et qui ne sont pas le fait de la fièvre typhoïde elle-même. Aussi la médication que nous proposons ne saurait-elle leur être appliquée. Ces accidents réclament un traitement spécial; toutefois, il ne faut pas alors négliger d'insister sur la médication qui convient à la fièvre typhoïde proprement dite, les symptômes qui la constituent essentiellement ayant une certaine tendance à revenir.

Paris. — Typ. A. PARENT, rue Monsieur-le-Prince, 29-31.

NOUVELLES PUBLICATIONS DE LA LIBRAIRIE V. ADRIEN DELAHAYE ET Cie

Des diarrhées chroniques, et de leur traitement par les Eaux de Plombières par le docteur BOTTENTUIT, ancien interne des hôpitaux de Paris, rédacteur en chef de la *France Médicale*, médecin consultant aux eaux de Plombières, etc. In-8° 2 fr.

Guide médical aux Eaux de Plombières, par les docteurs BOTTENTUIT et HUTIN, avec 18 gravures et un plan des environs. Edition Diamant, reliée 3 fr.

Traité pratique des maladies des reins, par S. ROSENSTEIN, professeur de clinique médicale à Grœningue, Traduit de l'allemand par les docteurs BOTTENTUIT et LABADIE-LAGRAVE, 1 vol. in-8 .... 10 fr. »
Cartonné .... 11 fr. »

Le diabète sucré et son traitement diététique, par A. CANTANI, professeur et directeur de clinique médicale à l'Université royale de Naples. Ouvrage traduit et annoté par le Dr H. CHARVET. 1 vol. in-8, avec 3 planches. Broché .... 8 fr. »

Maladies chirurgicales du pénis, par J.-N. DEMARQUAY, chirurgien de la Maison municipale de santé, membre de l'Académie de médecine. Ouvrage publié par les docteurs G. VŒLKER et J. CYR. 1 vol. in-8, avec figures dans le texte et 4 planches en chromolithographie. Broché .... 11 fr. »
Cartonné .... 12 fr. »

Leçons de clinique médicale, faites à l'hôpital de la Charité, par le professeur JACCOUD. 1 fort vol. in-8 de 878 pages, avec 29 figures et 11 planches en chromolithographie, 3e édition, avec un joli cartonnage en toile .... 16 fr.

Leçons de clinique médicale, faites à l'hôpital Lariboisière par le professeur JACCOUD 2e édit. 1 vol. in-8 accompagné de 10 planches en chromolith. Cartonné. 16 fr.

Traité d'anatomie descriptive, avec figures intercalées dans le texte, par PL.-C. SAPPEY, professeur d'anatomie à la Faculté de médecine de Pari , etc. 3e édition entièrement refondue, 4 vol. in-8. 1876-1877 .... 60 fr.
Cartonné .... 65 fr.
Quelques exemplaires sur papier velin .... 80 fr.

Leçons de clinique obstétricale, professées à l'hôpital des Cliniques, par le Dr DEPAUL, professeur de clinique d'accouchements à la Faculté de médecine de Paris, membre de l'Academie de médecine, rédigées par M. le Dr DE SOYRE, chef de clinique, revues par le professeur. 1 vol. in-8, avec figures intercalées dans le texte .... 16 fr. »

Clinique médicale, par le Dr GUENEAU DE MUSSY, médecin de l'Hôtel-Dieu, membre de l'Académie de médecine, etc. 2 vol. in-8 .... 24 fr. »

Traité pratique des maladies du larynx, précédé d'un Traité complet de laryngoscopie, par le Dr CH. FAUVEL, ancien interne des hôpitaux de Paris. 1 vol in 8, avec 144 figures dans le texte et 20 planches, dont 7 en chromolithographie. Broché .... 20 fr. »
Cartonné .... 21 fr. »

L'ancienne Faculté de médecine de Paris, par M. CORLIEU. 1 vol. petit in-8, de 283 pages. 1877 .... 5 fr. »

Les causes de la gravelle et de la pierre étudiées à Contrexéville pendant neuf années de pratique médicale, par DEBOUT. 1 vol. in-8 de 138 pages avec 32 figures dans le texte. 1876 .... 3 fr. »

Essai sur les variations de l'urée et de l'acide urique dans les maladies du foie, par GENEVOIX. In-8 de 107 pages. 1876 .... 2 fr. 50

Traité d'anatomie pathologique, par M. LANCEREAUX, professeur agrégé à la Faculté de médecine de Paris, médecin des hôpitaux, etc. Tome 1er. Anatomie pathologique générale. 1 fort vol. in-8 de 838 pages avec 267 figures intercalées dans le texte. 1877. 20 fr. Cartonné .... 21 fr. »

Leçons sur les affections de l'appareil lacrymal comprenant la glande lacrymale et les voies d'excrétion des larmes, par MM. PANAS et CHAMOIN. 1 vol. in-8 avec figures dans le texte. 1877 .... 5 fr. »

Leçons cliniques sur les maladies du cœur, professées à l'Hôtel-Dieu de Paris, par M. BUCQUOY. *Troisième édition*, 1 vol. in-8 de 170 pages, avec figures dans le texte, cartonné en toile. 1873 .... 4 fr. »

Leçons cliniques sur la syphilis étudiée plus particulièrement chez la femme, par M. Alfred FOURNIER, professeur agrégé, médecin de l'hôpital de Lourcine. 1 fort vol. in-8 avec tracés sphygmographiques. 1873. Br. 15 fr. Cart. .... 16 fr. »

Frascator : la Syphilis, 1530 ; le Mal français, 1546, par M. Alfred FOURNIER ; traduction et commentaire. 1 vol. in-12 de 210 pages. 1870 ... 2 fr. 50

A. PARENT, imprimeur de la Faculté de Médecine, rue M.-le-Prince, 31.

www.ingramcontent.com/pod-product-compliance
Ingram Content Group UK Ltd.
Pitfield, Milton Keynes, MK11 3LW, UK
UKHW020419230726
13925UKWH00004B/1525